MW00513535

Guide Définitif Du Régime Végétarien

Recettes Quotidiennes Pour Cuisiner De Délicieux Plats Végétariens Faits Maison Pour Une Vie Saine

Lana Kimberly
Yasmine Picard

Aucune garantie d'aucune sorte n'est déclarée ou implicite. Les lecteurs reconnaissent que l'auteur ne s'engage pas dans l'interprétation de conseils juridiques, financiers, médicaux ou professionnels. Le contenu de ce livre a été dérivé de diverses sources. S'il vous plaît consulter un professionnel autorisé avant de tenter toutes les techniques décrites dans ce livre.

En lisant ce document, le lecteur convient qu'en aucun cas l'auteur n'est responsable des pertes, directes ou indirectes, qui sont subies à la suite de l'utilisation des informations contenues dans ce document, y compris, sans s'y limiter, des erreurs, des omissions ou des inexactitudes.

Tableau du contenu

PETIT DÉJEUNER & SMOOTHIES

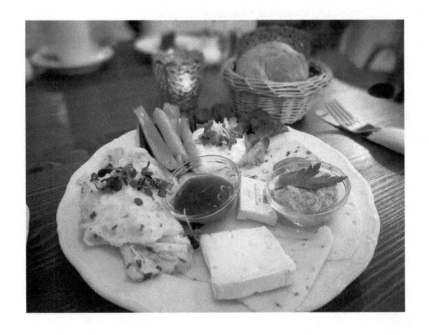

Smoothie très berry

Temps de préparation: 5 minutes

Portions 2

ingrédients:

- 2 tasses de lait à base de plantes
- 2 tasses, baies congelées ou fraîches
- 1/2 tasse de bananes mûres congelées
- 2 cuillères à café, Graines de lin
- 1/4 c. à thé, vanille
- 1/4 c. à thé, cannelle

Itinéraire:

1. Mélanger le lait, les graines de lin et les fruits. Incorporer dans un mélangeur de grande puissance.
2. Ajouter la cannelle et la vanille. Mélanger jusqu'à consistance lisse.
3. Servir et profiter!

nutrition:

Calories 269, Lipides totaux 12.3g, Graisses saturées 2.3g, Cholestérol 0mg, Sodium 312mg, Glucides totaux 37.6g, Fibres alimentaires 8.2g, Sucres totaux 22.9g, Protéines 6.4g, Vitamine D 0mcg, Calcium 52mg, Fer 3mg, Potassium 528mg

Shake café à la cannelle

Temps de préparation: 5 minutes

Portions 2

ingrédients:

- 1 tasse de café refroidi, régulier ou décaféiné
- 1/4 tasse de lait d'amande ou non laitier
- Quelques pincées de cannelle
- 2 c. à soupe de graines de chanvre
- Éclabousser l'extrait de vanille
- 2 bananes congelées, coupées en pièces de monnaie
- Poignée de glace

Itinéraire:

1. Réfrigérer un peu de café dans un récipient scellé pendant quelques heures (ou toute la nuit avant de faire ce smoothie, ou être prêt à utiliser plus de glace.

2. Ajouter le lait non laitier, la cannelle, la vanille et les graines de chanvre au mélangeur et mélanger jusqu'à consistance lisse. Ajouter le café et couper les bananes et continuer à mélanger jusqu'à consistance lisse.

3. Ajouter la glace et continuer à mélanger à haute hauteur jusqu'à ce qu'il n'y ait plus de grumeaux. Goûtez à la douceur et ajoutez votre alternative préférée au sucre ou au sucre à base de plantes.

4. Transférer dans un verre et servir.

nutrition:

Calories 197, Lipides totaux 6.4g, Graisses saturées 0.6g, Cholestérol 0mg, Sodium 5mg, Glucides totaux 31.3g, Fibres alimentaires 5.2g, Sucres totaux 15.8g, Protéines 4g, Vitamine D 0mcg, Calcium 53mg, Fer 1mg, Potassium 582mg

Date Banana Pistache Smoothie

Temps de préparation: 5 minutes

Portions: 4

ingrédients

- Pistaches: 1 tasse
- Citrouille crue: 175 g
- Clous de girofle:1
- Muscade: 1/8 c. à thé
- Dates: 4
- Banane:1
- Gingembre moulu : 1/8 c. à thé
- Cannelle moulue : 1 c. à thé
- Lait de cajou: 500 ml
- *Glace* : selon vos besoins

Itinéraire:

1. Ajouter tous les ingrédients au mélangeur
2. Mélanger à grande vitesse pour le rendre lisse

nutrition:

Glucides: 32.9 g

Protéines: 9.7 g

Graisses: 15 g

Calories: 320 Kcal

Smoothie à la citrouille

Temps de préparation: 5 minutes

Portions 2

ingrédients:

- 1 tasse de lait non laitier non sucré
- 2 bananes moyennes, pelées et coupées en quartiers et congelées
- 2 dattes medjool, dénoyautées
- 1 tasse de purée de citrouille, en conserve ou fraîche
- 2 tasses de glaçons
- 1/4 c. à thé de cannelle
- 2 c. à soupe de graines de lin moulues
- 1 c. à thé d'épices à citrouille

Itinéraire:

Mélanger tous les ingrédients dans un mélangeur et servir.

nutrition:

Calories 272, Lipides totaux 5,6g, Graisses saturées 2,2g, Cholestérol 10mg, Sodium 75mg, Glucides totaux 51,9g, Fibres alimentaires 9,5g, Sucres totaux 29,4g, Protéines 8,2g, Vitamine D 1mcg, Calcium 204mg, Fer 4mg, Potassium 865mg

Smoothie monstre à la menthe poivrée

Temps de préparation: 5 minutes

Portions 1

ingrédients:

- 1 grosse banane congelée, pelée
- 1 1/2 tasse de lait non laitier
- Une poignée de feuilles de menthe fraîche, tiges enlevées
- 1-2 poignées d'épinards

Itinéraire:

1. Ajouter tous les ingrédients dans un mélangeur et mélanger jusqu'à consistance lisse.
2. Sortir et servir

nutrition:

Calories 799, Lipides totaux 28,1g, Graisses saturées 16,7g, Cholestérol 110mg , Sodium 645mg, Glucides totaux 98,4g, Fibres alimentaires 4,5g, Sucres totaux 77,2g, Protéines 46,2g, Vitamine D 7mcg, Calcium 1634mg, Fer 2mg, Potassium 1366mg

Smoothie curcuma

Temps de préparation: 5 minutes

Portions 2

ingrédients:

- 2 tasses de lait non laitier comme la noix de coco, l'amande
- 2 bananes moyennes, congelées
- 1 tasse de mangue, congelée
- 1 c. à thé de curcuma, moulu râpé, pelé
- 1 c. à thé de gingembre frais, râpé, pelé
- 1 c. à soupe de graines de
- 1/4 c. à thé d'extrait de vanille
- 1/4 c. à thé de cannelle, moulue
- 1 pincée de poivre, moulue

Itinéraire:

Mélanger tous les ingrédients dans un mélangeur et servir

nutrition:

Calories 785, Lipides totaux 62,4g, Graisses saturées 51,5g, Cholestérol 0mg, Sodium 41mg, Glucides totaux 60,2g, Fibres alimentaires 15g, Sucres totaux 33,9g, Protéines 10g, Vitamine D 0mcg, Calcium 149mg, Fer 6mg, Potassium 1292mg

Orange Smoothie

Temps de préparation: 5 minutes

Portions 2

ingrédients:

- 1 tasse de tranches d'orange
- 1 tasse de morceaux de mangue
- 1 tasse de fraises, hachées
- 1 tasse d'eau de coco
- Pincée de gingembre fraîchement râpé
- 1-2 tasses de glace concassée

Itinéraire:

Placer le tout dans un mélangeur, mélanger et servir.

nutrition:

Calories 269, Lipides totaux 12.3g, Graisses saturées 2.3g, Cholestérol 0mg, Sodium 312mg, Glucides totaux 37.6g, Fibres alimentaires 8.2g, Sucres totaux 22.9g, Protéines 6.4g, Vitamine D 0mcg, Calcium 52mg, Fer 3mg, Potassium 528mg

Smoothie végétarien

Temps de préparation: 10 minutes

Portions 1

ingrédients:

- 1 céleri de tige
- 1 carotte pelée et hachée grossièrement
- 1/2 tasse de pousses de brocoli
- 1 tasse de chou frisé, haché
- 1/2 tasse de persil bouclé
- 1/2 tomate hachée grossièrement
- 1/2 avocat
- 1 banane
- 1/2 pomme verte
- 1/2 tasse de lait non laitier
- 1 c. à soupe de graines de
- 1 c. à soupe de graines de lin

Itinéraire:

1. Placer tous les ingrédients dans un mélangeur.
2. Mélanger jusqu'à consistance lisse. Servir immédiatement.

nutrition:

Calories 696, Lipides totaux 34.1g, Graisses saturées 7g, Cholestérol 10mg, Sodium 190mg, Glucides totaux 90.5g, Fibres alimentaires 29.5g, Sucres totaux 37.2g, Protéines 18.5g, Vitamine D 1mcg, Calcium 527mg, Fer 9mg, Potassium 2223mg

Coco Loco Smoothie

Temps de préparation: 5 minutes

Portions: 2

ingrédients

- Lait de coco : 1 tasse
- Fleurons de chou-fleur congelés : 1/2 tasse
- Cubes de mangue congelés : 1 tasse
- Beurre d'amande : 1 c. à soupe

Itinéraire:

1. Ajouter tous les ingrédients au mélangeur
2. Mélanger à grande vitesse pour le rendre lisse

nutrition:

Glucides: 18.2 g

Protéines: 10.2 g

Graisses: 27.0 g

Calories: 309 Kcal

Smoothie crémeux aux carottes

Temps de préparation: 5 minutes

Portions: 4

ingrédients

- Lait d'amande : 2 tasses
- Pruneaux: 60 g
- Banane: 1
- Carottes: 150 g
- Noix: 30 g
- Cannelle moulue : 1/2 c. à thé
- Extrait de vanille: 1 c. à thé
- Muscade moulue : 1/4 c. à thé

Itinéraire:

1. Ajouter tous les ingrédients au mélangeur
2. Mélanger à grande vitesse pour le rendre lisse

nutrition:

Glucides: 14.9 g

Protéines: 3 g

Graisses: 4.5 g

Calories: 103 Kcal

Smoothie vert banane

Temps de préparation: 5 minutes

Portions 1

ingrédients:

- 1 tasse d'eau de coco
- 3/4 tasse de lait à base de plantes
- 1/4 c. à thé d'extrait de vanille
- 1 tasse d'épinards emballés lâchement
- 2-3 tasses de bananes congelées, tranchées

Itinéraire:

Mélanger le tout jusqu'à consistance lisse et servir.

nutrition:

Calories 364, Lipides totaux 4,8g, Graisses saturées 2,6g, Cholestérol 15mg, Sodium 111mg, Glucides totaux 78g, Fibres alimentaires 8g, Sucres totaux 45,1g, Protéines 9,6g, Vitamine D 1mcg, Calcium 257mg, Fer 1mg, Potassium 1241mg

Smoothie au chocolat date

Temps de préparation: 5 minutes

Portions: 2

ingrédients

- Poudre de cacao non sucrée : 2 c. à soupe
- Lait de noix non sucré : 2 tasses
- Beurre d'amande : 2 c. à soupe
- Dattes séchées: 4 dénoyautés
- Bananes congelées: 2 moyennes
- Cannelle moulue : 1/4 c. à thé

Itinéraire:

1. Ajouter tous les ingrédients au mélangeur
2. Mélanger pour former une consistance lisse

nutrition:

Glucides: 72.1 g

Protéines: 8 g

Matières grasses: 12.7 g

Calories: 385 Kcal

MAINS

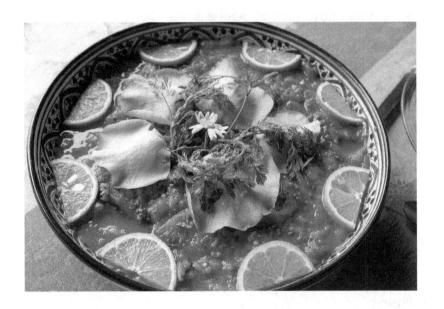

Wraps épicés à collier de champignons

Temps de préparation: 10 minutes

Temps de cuisson: 16 minutes

Portions: 4

ingrédients:

- 2 c. à soupe d'huile d'avocat
- 1 gros oignon jaune, haché
- 2 gousses d'ail, hachées finement
- Sel et poivre noir moulu au goût
- 1 petit piment jalapeño, épé cadavre et haché finement
- 1 1/2 lb de champignons, coupés en cubes de 1 pouce
- 1 tasse de riz au chou-fleur
- 2 c. à thé de sauce piquante
- 8 feuilles à collier
- 1/4 tasse de yogourt nature non sucré pour la garniture

Itinéraire:

1. Chauffer 2 cuillères à soupe d'huile d'avocat dans une grande poêle profonde; ajouter et faire revenir l'oignon jusqu'à ce qu'il soit ramolli, 3 minutes.

2. Verser l'ail, le sel, le poivre noir et le poivre jalapeño; Temps de cuisson : jusqu'à ce qu'il soit parfumé, 1 minute.

3. Incorporer les champignons et le temps de cuisson : des

deux côtés, 10 minutes.

4. Ajouter le riz au chou-fleur et la sauce piquante. Faire revenir jusqu'à ce que le chou-fleur ramollisse légèrement, de 2 à 3 minutes. Ajuster le goût avec le sel et le poivre noir.

5. Déposer les colliers sur une surface plane propre et verser le mélange au curry sur la partie centrale des feuilles, environ 3 cuillères à soupe par feuille. Déposer le yogourt nature sur le dessus, envelopper les feuilles et servir immédiatement.

nutrition:

Calories:380, Total Fat:34.8g, Saturated Fat:19.9g, Total Carbs:10g, Dietary Fiber:5g, Sugar:5g, Protein:10g, Sodium:395mg

Piles de seitan de courgettes

Temps de préparation: 15 minutes

Temps de cuisson: 18 minutes

Portions: 4

ingrédients:

- 1 seitan de 1 1/2 lb
- 3 c. à soupe de farine d'amande
- Sel et poivre noir au goût
- 2 grosses courgettes, coupées en tranches de 2 pouces
- 4 c. à soupe d'huile d'olive
- 2 c. à thé de mélange d'herbes mélangées italiennes
- 1/2 tasse de bouillon de légumes

Itinéraire:

1. Préchauffer le four à 400 F.
2. Couper le seitan en lanières et réserver.
3. Dans un sac à glissière, ajouter la farine d'amande, le sel et le poivre noir. Mélanger et ajouter les tranches de seitan. Sceller le sac et secouer pour enrober le seitan de l'assaisonnement.
4. Graisser une plaque à pâtisserie avec un vaporisateur de cuisson et disposer les courgettes sur la plaque à pâtisserie. Assaisonner de sel et de poivre noir et arroser de 2 cuillères à soupe d'huile d'olive.

5. À l'aide de pinces, retirer le seitan du mélange de farine d'amande, secouer l'excès de farine et mettre deux à trois lanières de seitan sur chaque courgette.

6. Assaisonner de mélange d'herbes et arroser à nouveau d'huile d'olive.

7. Temps de cuisson : au four pendant 8 minutes; retirer la feuille et verser délicatement le bouillon de légumes. Cuire plus loin de 5 à 10 minutes ou jusqu'à ce que le seitan soit bien cuit.

8. Retirer du four et servir chaud avec du pain à faible teneur en glucides.

nutrition:

Calories:582, Total Fat:49.7g, Saturated Fat:18.4g, Total Carbs:8g, Dietary Fiber:3g, Sugar:2g, Protein:31g, Sodium:385mg

Bols mexicains de quinoa et de haricots de Lima

Temps de préparation: 30 minutes

Portion: 4

Un bol rempli de saveurs mexicaines avec des haricots de Lima et du quinoa pour le combo parfait! Plein de saveurs et d'épices.

ingrédients

- 1 c. à soupe d'huile d'olive
- 1 lb de tofu extra ferme, pressé et coupé en cubes de 1 pouce
- Sel et poivre noir au goût
- 1 oignon jaune moyen, finement dés
- 1/2 tasse de fleurons de chou-fleur
- 1 piment jalapeño, haché finement
- 2 gousses d'ail, hachées finement
- 1 c. à soupe de poudre de piment rouge
- 1 c. à thé de cumin en poudre
- 1 (8 oz de grains de maïs sucré, égouttés
- 1 (8 oz de haricots lima, rincés et égouttés
- 1 tasse de quinoa à cuisson rapide
- 1 (14 ozcan tomates coupées en dés

- 2 1/2 tasses de bouillon de légumes
- 1 tasse de fromage cheddar maison râpé à base de plantes
- 2 c. à soupe de coriandre fraîche hachée
- 2 limes, coupées en quartiers pour la garniture
- 1 avocat moyen, dénoyauté, tranché et pelé

Itinéraire

1. Chauffer l'huile d'olive dans une casserole et cuire le temps : le tofu jusqu'à ce qu'il soit doré, 5 minutes. Assaisonner de sel, de poivre et incorporer l'oignon, le chou-fleur et le piment jalapeño. Temps de cuisson : jusqu'à ce que les légumes ramollissent, 3 minutes. Incorporer l'ail, la poudre de chili et la poudre de cumin; Temps de cuisson : pendant 1 minute.

2. Incorporer les grains de maïs sucrés, les haricots de Lima, le quinoa, les tomates et le bouillon de légumes. Laisser mijoter jusqu'à ce que le quinoa absorbe tout le liquide, 10 minutes. Quinoa moelleux. Garnir de fromage cheddar à base de plantes, de coriandre, de quartiers de lime et d'avocat. Servir chaud.

nutrition:

Calories 414

Graisses 20.3g | Glucides 45.9g

Protéines 20.8g

Pesto Tofu Zoodles

Temps de préparation: 5minutes

Temps de cuisson: 12minutes

Portions taille 4

ingrédients:

- 2 c. à soupe d'huile d'olive
- 1 oignon blanc moyen, haché
- 1 gousse d'ail, hachée finement
- 2 (14 oz de tofu ferme, pressé et coupé en cubes
- 1 poivron rouge moyen, épé cadavre et tranché
- 6 courgettes moyennes, en spirale
- Sel et poivre noir au goût
- 1/4 tasse de pesto de basilic, à base d'huile d'olive
- 2/3 tasse de parmesan râpé
- 1/2 tasse de fromage mozzarella râpé
- Pignons de pin grillés pour garnir

Itinéraire:

1. Chauffer l'huile d'olive dans une casserole moyenne à feu moyen; faire revenir l'oignon et l'ail jusqu'à ce qu'ils soient ramollis et parfumés, 3 minutes.

2. Ajouter le tofu et le temps de cuisson : jusqu'à ce qu'ils soient dorés de tous les côtés, puis verser le poivron et le temps de cuisson : jusqu'à ce qu'ils soient ramollis, 4 minutes.

3. Incorporer les courgettes, verser le pesto sur le dessus et assaisonner de sel et de poivre noir. Temps de cuisson : de 3 à 4 minutes ou jusqu'à ce que les courgettes ramollissent un peu. Éteindre le feu et incorporer délicatement le parmesan.

4. Plat en quatre assiettes, partager le fromage mozzarella sur le dessus, garnir avec les pignons de pin, et servir chaud.

nutrition:

Calories:79, Graisses totales:6.2g, Graisses saturées:3.7g, Glucides totaux:5g, Fibres alimentaires:2g, Sucre:3g, Protéines:2g, Sodium:54mg

Tarte aux champignons au fromage

Temps de préparation: 12minutes

Temps de cuisson: 43minutes

Portions: 4

ingrédients:

Pour le croûte à tarte:

- 1/4 tasse de farine d'amande + extra pour le saupoudrage
- 3 c. à soupe de farine de noix de coco
- 1/2 c. à thé de sel
- 1/4 tasse de beurre, froid et émietté
- 3 c. à soupe d'érythritol
- 1 1/2 c. à thé d'extrait de vanille
- 4 oeufs entiers

Pour le remplissage:

- 2 c. à soupe de beurre
- 1 oignon jaune moyen
- 2 gousses d'ail, hachées finement
- 2 tasses de champignons mélangés, hachés
- 1 poivron vert, épé cadavre et dés
- 1 tasse de haricots verts, coupés en 3 morceaux chacun
- Sel et poivre noir au goût

- 1/4 tasse de crème de noix de coco

- 1/3 tasse de crème sure végétalienne

- 1/2 tasse de lait d'amande

- 2 oeufs, légèrement battus

- 1/4 c. à thé de poudre de muscade

- 1 c. à soupe de persil haché

- 1 tasse de parmesan râpé

Itinéraire:

Pour la croûte pâtissière :

1. Préchauffer le four à 350 F et graisser un moule à tarte avec un spray de cuisson

2. Dans un grand bol, mélanger la farine d'amande, la farine de noix de coco et le sel.

3. Ajouter le beurre et mélanger à l'aide d'un mélangeur électrique jusqu'à consistance friable. Ajouter l'érythritol et l'extrait de vanille jusqu'à consistance mélangée. Verser ensuite les œufs les uns après les autres tout en mélangeant jusqu'à ce qu'ils se forment en boule.

4. Aplatir la pâte d'une surface plane propre, couvrir d'une pellicule plastique et réfrigérer pendant 1 heure.

5. Après, saupoudrer légèrement une surface plate propre de farine d'amande, déballer la pâte et abaisser la pâte

dans un grand rectangle de 1/2 pouce d'épaisseur et s'insérer dans un moule à tarte.

6. Verser quelques haricots cuits sur la pâte et cuire au four jusqu'à ce qu'ils soient dorés. Retirer après, verser les haricots et laisser refroidir.

Pour le remplissage :

1. Pendant ce temps, faire fondre le beurre dans une poêle et faire revenir l'oignon et l'ail jusqu'à ce qu'ils soient ramollis et parfumés, 3 minutes. Ajouter les champignons, le poivron, les haricots verts, le sel et le poivre noir; Temps de cuisson : pendant 5 minutes.

2. Dans un bol moyen, battre la crème de noix de coco, la crème sure végétalienne, le lait et les œufs. Assaisonner de poivre noir, de sel et de muscade. Incorporer le persil et le fromage.

3. Étendre le mélange de champignons dans la pâte cuite au four et étendre la garniture au fromage sur le dessus. Mettre la tarte au four et cuire au four de 30 à 35 minutes ou jusqu'à ce qu'un cure-dent inséré dans la tarte en sort propre et doré sur le dessus.

4. Retirer, laisser refroidir pendant 10 minutes, trancher et servir avec une salade de tomates rôties.

nutrition:

Calories:120, Graisses totales:9.2g, Graisses saturées:2.3g, Glucides totaux:7g, Fibres alimentaires:3g, Sucre:3g, Protéines:5g, Sodium:17mg

Boulettes de viande de tofu au curry

Temps de préparation: 5 minutes

Temps de cuisson: 25 minutes

Portions: 4

ingrédients:

- Tofu moulu de 3 lb
- 1 oignon jaune moyen, haché finement
- 2 poivrons verts, épé cadavres et hachés
- 3 gousses d'ail, hachées finement
- 2 c. à soupe de beurre fondu
- 1 c. à thé de persil séché
- 2 c. à soupe de sauce piquante
- Sel et poivre noir moulu au goût
- 1 c. à soupe de curry rouge en poudre
- 3 c. à soupe d'huile d'olive

Itinéraire:

1. Préchauffer le four à 400 F et graisser une plaque à pâtisserie avec un vaporisateur de cuisson.

2. Dans un bol, mélanger le tofu, l'oignon, les poivrons, l'ail, le beurre, le persil, la sauce piquante, le sel, le poivre noir et la poudre de cari. Avec vos mains, former une boule de tofu de 1 pouce du mélange et la déposer sur la plaque à pâtisserie graissée.

3. Arroser l'huile d'olive sur la viande et cuire au four jusqu'à ce que la boule de tofu brunisse à l'extérieur et le temps de cuisson: dans les 20 à 25 minutes.

4. Retirer le plat du four et assietter la boule de tofu.

5. Garnir de quelques échalotes et servir chaud sur un lit de salade d'épinards avec vinaigrette au fromage paneer végétalien aux herbes.

nutrition:

Calories:506, Total Fat:45.6g, Saturated Fat:18.9g, Total Carbs:11g, Dietary Fiber:1g, Sugar:1g, Protein:19g, Sodium:794mg

Tofu Scallopini au citron

Temps de préparation: 5minutes

Temps de cuisson: 21minutes

Portions: 4

ingrédients:

- 11/2 lb de côtelettes de tofu coupées minces, désossées
- Sel et poivre noir moulu au goût
- 1 c. à soupe d'huile d'avocat
- 3 c. à soupe de beurre
- 2 c. à soupe de câpres
- 1 tasse de bouillon de légumes
- 1/2 citron, jus + 1 citron, tranché
- 2 c. à soupe de persil fraîchement haché

Itinéraire:

1. Chauffer l'huile d'avocat dans une grande poêle à feu moyen. Assaisonner les côtelettes de tofu de sel et de poivre noir; Temps de cuisson : dans l'huile des deux côtés jusqu'à ce qu'elle soit dorée et bien cuite, de 12 à 15 minutes. Transférer dans une assiette, couvrir d'une autre assiette et garder au chaud.

2. Ajouter le beurre à la poêle pour faire fondre et cuire le temps : les câpres jusqu'à ce qu'elles soient chaudes et grésillant en remuant fréquemment pour éviter de

brûler, 3 minutes.

3. Verser le bouillon de légumes et le jus de citron, utiliser une spatule pour gratter les morceaux collés au fond de la poêle et laisser bouillir jusqu'à ce que la sauce réduise de moitié.

4. Ajouter le tofu à la sauce, disposer les tranches de citron sur le dessus et saupoudrer de la moitié du persil. Laisser mijoter pendant 3 minutes.

5. Assietter les aliments, garnir du reste du persil et servir chaud avec de la purée crémeuse de chou-fleur.

nutrition:

Calories:214, Graisses totales:15.6g, Graisses saturées:2.5g, Glucides totaux:12g, Fibres alimentaires:2g, Sucre:6g, Protéines:9g, Sodium:280mg

Côtelettes de tofu aux haricots verts et sauté d'avocat

Temps de préparation: 10minutes

Temps de cuisson: 22 minutes

Portions: 4

ingrédients:

Pour les côtelettes de tofu :

- 2 c. à soupe d'huile d'avocat

- 4 tranches de tofu ferme

- Sel et poivre noir moulu au goût

Pour le sauté de haricots verts et d'avocat :

- 2 c. à soupe d'huile d'avocat

- 1 1/2 tasse de haricots verts

- 2 gros avocats, coupés en deux, dénoyautés et hachés

- Sel et poivre noir moulu au goût

- 6 oignons verts, hachés

- 1 c. à soupe de persil fraîchement haché

Itinéraire:

Pour les côtelettes de tofu :

Chauffer l'huile d'avocat dans une poêle moyenne, assaisonner le tofu de sel et de poivre noir et faire frire l'huile des deux côtés jusqu'à ce qu'elle soit dorée et bien cuite, de 12 à 15 minutes. Transférer dans une assiette et réserver dans un chauffe-eau pour servir.

Pour le sauté de haricots verts et d'avocat :

1. Chauffer l'huile d'avocat dans une poêle moyenne, ajouter et faire revenir les haricots verts jusqu'à ce qu'ils transpirent et légèrement ramollis, 10 minutes. Incorporer les avocats (ne vous inquiétez pas s'ils s'écrasent un peu), assaisonner de sel et de poivre noir et de la moitié des oignons verts. Chauffer les avocats pendant 2 minutes. Éteignez le feu.

2. Plat le sauté dans des assiettes de service, garnir du reste des oignons verts et du persil, et servir avec les côtelettes de tofu.

nutrition:

Calories:503, Graisses totales:41.9g, Graisses saturées:14.5g, Glucides totaux:18g, Fibres alimentaires:2g, Sucre:4g, Protéines:19g, Sodium:314mg

Bols de riz Tempeh créoles

Temps de préparation: 50 minutes

Portion: 4

Tempeh avec légumes sur riz le rend délicieux et sain.

ingrédients

- 2 c. à soupe d'huile d'olive
- 1 1/2 tasse de tempeh émietté
- 1 c. à thé d'assaisonnement créole
- 2 poivrons rouges, épé cadavres et tranchés
- 1 tasse de riz brun
- 2 tasses de bouillon de légumes
- Sel au goût
- 1 citron, zesté et jus
- 1 (8 oz de haricots noirs, égouttés et rincés
- 2 ciboulette, hachées
- 2 c. à soupe de persil fraîchement haché

Itinéraire

1. Chauffer l'huile d'olive dans une casserole moyenne et cuire le temps : dans le tempeh jusqu'à ce qu'elle soit dorée, 5 minutes.

2. Assaisonner d'assaisonnement créole et incorporer les poivrons. Temps de cuisson : jusqu'à ce que les poivrons ramollissent légèrement, 3 minutes.

3. Incorporer le riz brun, le bouillon de légumes, le sel et le zeste de citron.

4. Couvrir et cuire le temps : jusqu'à ce que le riz soit tendre et que tout le liquide soit absorbé, de 15 à 25 minutes.

5. Incorporer le jus de citron, les haricots et la ciboulette. Laisser réchauffer de 3 à 5 minutes et plat la nourriture.

6. Garnir de persil et servir chaud.

nutrition:

Calories 216

Graisses 13.9g | Glucides 13.8g

Protéines 12.7g

Fettucine crémeuse aux pois

Temps de préparation: 25 minutes

Portion: 4

Celui-ci est un plat fait pour le goût fantastique. Le conseil pour le succès est de couvrir ou d'enrober les nouilles dans tant de luxuriante.

ingrédients

- 16 oz de fettuccine de blé entier
- Sel et poivre noir au goût
- 3/4 tasse de lait de lin
- 1/2 tasse de beurre de noix de cajou, température ambiante
- 1 c. à soupe d'huile d'olive
- 2 gousses d'ail, hachées finement
- 1 1/2 tasse de pois surgelés
- 1/2 tasse de basilic frais haché

Itinéraire

1. Ajouter les fettuccine et 10 tasses d'eau dans une grande casserole, et le temps de cuisson: à feu moyen jusqu'à al dente, 10 minutes. Égoutter les pâtes dans une passoire et réserver. Dans un bol, fouetter le lait de lin, le beurre de noix de cajou et le sel jusqu'à consistance lisse. réserver.

2. Chauffer l'huile d'olive dans une grande poêle et faire revenir l'ail jusqu'à ce qu'il soit parfumé, 30 secondes. Incorporer les petits pois, les fettuccine et le basilic. Bien mélanger jusqu'à ce que les pâtes soient bien enrobées de sauce et assaisonner d'un peu de poivre noir. Plat de la nourriture et servir chaud.

nutrition:

Calories 654

Graisses 23.7g | Glucides 101.9g

Protéines 18.2g

Seitan Pesto Panini

Temps de préparation : 15 minutes + 30 minutes de réfrigération

Portion: 4

Il s'agit d'un délicieux panini fabriqué à partir de toutes les sources végétales.

ingrédients

Pour le seitan :

- 2/3 tasse de pesto de basilic
- 1/2 citron, en jus
- 1 gousse d'ail, hachée finement
- 1/8 c. à thé de sel
- 1 tasse de seitan haché

Pour les panini :

- 3 c. à soupe de pesto de basilic
- 8 tranches épaisses de ciabatta de blé entier
- Huile d'olive pour le brossage
- 8 tranches de fromage mozzarella à base de plantes
- 1 petit poivron jaune, épé cadavre et haché
- 1/4 tasse de parmesan râpé

Itinéraire

Pour le seitan :

1. Dans un bol moyen, mélanger le pesto, le jus de citron, l'ail et le sel. Ajouter le seitan et bien enrober de marinade. Couvrir d'une pellicule plastique et laisser mariner au réfrigérateur pendant 30 minutes.

2. Préchauffer une grande poêle à feu moyen et retirer le seitan du réfrigérateur. Temps de cuisson : le seitan dans la poêle jusqu'à ce qu'il soit doré et bien cuit, de 2 à 3 minutes. Éteignez le feu.

Pour faire le panini:

1. Préchauffer une presse panini à feu moyen. Dans un petit bol, mélanger le pesto dans les parties intérieures de deux tranches de pain. Sur les parties extérieures, appliquer un peu d'huile d'olive et placer une tranche avec (le côté huile d'olive vers le bas dans la presse.

2. Déposer 2 tranches de fromage mozzarella à base de plantes sur le pain, déposer un peu de seitan sur le dessus. Saupoudrer d'un peu de poivron et d'un peu de parmesan à base de plantes. Couvrir d'une autre tranche de pain.

3. Fermer la presse et faire griller le pain de 1 à 2 minutes. Retourner le pain et griller encore pendant 1 minute ou jusqu'à ce que le fromage fonde et brun doré des deux côtés. Servir chaud.

nutrition:

Calories 608

Graisses 44.1g | Glucides 17g

Protéines 37.6g

Rouleaux de chou de sarrasin

Temps de préparation: 30 minutes

Portion: 4

ingrédients

- 2 c. à soupe de beurre végétaux
- 2 tasses de tofu extra ferme, pressé et émietté
- 1/2 oignon doux moyen, haché finement
- 2 gousses d'ail, hachées finement
- Sel et poivre noir au goût
- 1 tasse de groats de sarrasin
- 1 3/4 tasse de bouillon de légumes
- 1 feuille de laurier
- 2 c. à soupe de coriandre fraîche hachée + plus pour la garniture
- 1 tête de chou de Savoie, feuilles séparées (restes conservés)
- 1 (23 tomates hachées ozcanned

Itinéraire

1. Faire fondre le beurre végétal dans un grand bol et cuire le temps : le tofu jusqu'à ce qu'il soit doré, 8 minutes. Incorporer l'oignon et l'ail jusqu'à ce qu'ils soient ramollis et parfumés, 3 minutes. Assaisonner de sel, de poivre noir et incorporer le sarrasin, la feuille de laurier et le bouillon de légumes.

2. Fermer le couvercle, laisser bouillir, puis laisser mijoter jusqu'à ce que tout le liquide soit absorbé. Ouvrez le couvercle; retirer la feuille de laurier, ajuster le goût avec le sel, le poivre noir et incorporer la coriandre.

3. Déposer les feuilles de chou sur une surface plane et ajouter 3 à 4 cuillères à soupe de sarrasin cuit sur chaque feuille. Rouler les feuilles pour fixer fermement la garniture.

4. Verser les tomates avec le jus dans une casserole moyenne, assaisonner d'un peu de sel, de poivre noir et déposer les rouleaux de chou dans la sauce. Temps de cuisson : à feu moyen jusqu'à ce que le chou ramollisse, de 5 à 8 minutes. Éteignez le feu et la vaisselle sur les assiettes de service. Garnir de plus de coriandre et servir chaud.

nutrition:

Calories 1147

Graisses 112,9 g | Glucides 25.6g

Protéines 23.8g

CÔTÉS ET SALADES

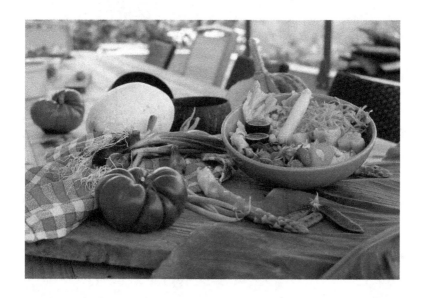

Salade chaude de champignons et de poivre d'orange

Temps de préparation: 10 minutes

Temps de cuisson: 8 minutes

Portion : 4

ingrédients:

- 2 c. à soupe d'huile d'avocat
- 1 tasse de champignons mélangés, hachés
- 2 poivrons orange, épé cadavres et tranchés finement
- 1 gousse d'ail, hachée finement
- 2 c. à soupe de sauce au tamarin
- 1 c. à thé d'érable (sans sucre
- 1/2 c. à thé de sauce piquante
- 1/2 c. à thé de pâte de gingembre frais
- Graines de sésame pour garnir

Itinéraire:

1. À feu moyen, chauffer la moitié de l'huile d'avocat dans une grande poêle, faire revenir les champignons et les poivrons jusqu'à ce qu'ils soient légèrement ramollis, 5 minutes.

2. Dans un petit bol, fouetter l'ail, la sauce tamarin, le sirop d'érable, la sauce piquante et la pâte de gingembre. Ajouter le mélange aux légumes et faire sauter de 2 à 3 minutes.

3. Éteindre le feu et la salade. Arroser du reste de l'huile d'avocat et garnir de graines de sésame.

4. Servir avec du tofu grillé.

nutrition:

Calories 289, Graisse totale 26.71g, Glucides totaux 9g, Fibre 3.8g, Glucides Nets 5.2g, Protéine 4.23g

Salade de chou-fleur aux baies d'amande-goji

Temps de préparation: 10 minutes

Temps de cuisson: 2 minutes

Portion : 4

ingrédients:

- 1 petite tête de chou-fleur, coupée en fleurons
- 8 tomates séchées à l'huile d'olive, égouttées
- 12 olives vertes dénoyautées, hachées grossièrement
- 1 citron, zesté et jus
- 3 c. à soupe d'oignons verts hachés
- Une poignée d'amandes hachées
- 1/4 tasse de baies de goji
- 1 c. à soupe d'huile de sésame
- 1/2 tasse de cresson
- 3 c. à soupe de persil haché
- Sel et poivre noir fraîchement moulu au goût
- Quartiers de citron pour garnir

Itinéraire:

1. Verser le chou-fleur dans un grand bol allant au micro-ondes, saupoudrer d'un peu d'eau et cuire à la vapeur au micro-ondes pendant 1 à 2 minutes ou jusqu'à ce qu'il soit ramolli.

2. Dans un grand saladier, mélanger le chou-fleur, les

tomates, les olives, le zeste et le jus de citron, les oignons verts, les amandes, les baies de goji, l'huile de sésame, le cresson et le persil. Assaisonner de sel et de poivre noir et bien mélanger.

3. Servir avec des quartiers de citron.

nutrition:

Calories 203, Graisse totale 15.28g, Glucides totaux 9.64g, Fibre 3.2g, Glucides nets 6.44g, Protéine 6.67g, Protéine 2.54g

Salade tofu-dulse-noix

Temps de préparation: 10 minutes

Temps de cuisson: 15 minutes

Portion : 4

ingrédients:

- 1 (7 ozblock tofu extra ferme
- 2 c. à soupe d'huile d'olive
- 2 c. à soupe de beurre
- 1 tasse d'asperges, coupées en deux
- 1 tasse de haricots verts, parés
- 2 c. à soupe de dulse haché
- Sel et poivre noir fraîchement moulu au goût
- 1/2 citron, en jus
- 4 c. à soupe de noix hachées

Itinéraire:

1. Placer le tofu entre deux serviettes en papier et laisser tremper pendant 5 minutes. Après, retirer les serviettes et les couper en petits cubes.

2. Chauffer l'huile d'olive dans une poêle et faire revenir le tofu jusqu'à ce qu'il soit doré, 10 minutes. Retirer sur une assiette tapissée de papier essuie-tout et réserver.

3. Faire fondre le beurre dans la poêle et faire revenir les asperges et les haricots verts jusqu'à ce qu'ils soient

ramollis, 5 minutes. Ajouter le dulse, assaisonner de sel et de poivre noir et cuire le temps : jusqu'à ce qu'il soit ramolli. Incorporer le tofu et faire sauter pendant 5 minutes.

4. Assietter, arroser de jus de citron et répartir les noix sur le dessus.

5. Servir chaud.

nutrition:

Calories 237, Graisse totale 19.57g, Glucides totaux 5.9g, Fibre 2.1g, Glucides Nets 3.89, Protéine 12.75g

Salade de poivron rôti avec des olives

Temps de préparation: 10 minutes

Temps de cuisson: 20 minutes

Portion : 4

ingrédients:

- 8 gros poivrons rouges, épé cadavres et coupés en quartiers
- 1/2 c. à thé d'érythritol
- 2 1/2 c. à soupe d'huile d'olive
- 1/3 tasse de roquette
- 1 c. à soupe de feuilles de menthe
- 1/3 tasse d'olives Kalamata dénoyautées
- 3 c. à soupe d'amandes hachées
- 1/2 c. à soupe de vinaigre balsamique
- Fromage feta émietté pour la garniture
- Pignons de pin grillés pour la garniture

Itinéraire:

1. Préchauffer le four à 400 °F.
2. Verser les poivrons sur une rôtissoire; assaisonner d'érythritol et arroser de la moitié de l'huile d'olive. Rôtir au four jusqu'à ce qu'il soit légèrement carbonisé, 20 minutes. Retirer du four et réserver.
3. Disposer la roquette dans un saladier, répartir les

poivrons sur le dessus, les feuilles de menthe, les olives, les amandes et arroser de vinaigre balsamique et du reste de l'huile d'olive. Assaisonner de sel et de poivre noir.

4. Jes; garnir de fromage feta et de pignons de pin et servir.

nutrition:

Calories 163, Graisse totale 13.3g, Glucides totaux 6.53g, Fibre 2.2g, Glucides Nets 4.33g, Protéine 3.37g

SOUPES ET RAGOÛTS

Soupe de jardin sans haricots

Temps de préparation: 10 minutes

Temps de cuisson: 4 heures. 5 minutes

Durée totale: 4 heures. 15 minutes

Portions: 04

ingrédients:

- 1 oignon moyen, en dés
- 2 gousses d'ail, hachées finement
- 1 poivron vert, en dés
- 1 poivron rouge, en dés
- 2 carottes, pelées et coupées en dés
- 1 courgette moyenne, coupée en dés
- 1 petite aubergine, en dés
- 1 piment banane fort, épépiné et haché finement
- 1 piment jalapeño, épépiné et haché finement
- 1 canœur (28 tomates onces
- 3 tasses de bouillon de légumes
- 11/2 cuillère à soupe de chili en poudre
- 2 cuillères à café de paprika fumé
- 1 cuillère à soupe de cumin

- 2 cuillères à soupe d'origan frais, haché
- 2 cuillères à soupe de coriandre fraîche, hachée
- Sel et poivre noir au goût
- Quelques tirets de fumée liquide

Comment se préparer :

1. Dans une mijoteuse, ajouter l'huile d'olive et l'oignon.
2. Faire revenir pendant 5 minutes puis mélanger le reste des ingrédients.
3. Mettre sur le couvercle de la mijoteuse et le temps de cuisson : pendant 4 heures à feu doux.
4. Une fois bien fait, bien mélanger.
5. Servir chaud.

Valeurs nutritionnelles :

Calories 305

Graisse totale 11,8 g

Gras saturés 2,2 g

Cholestérol 56 mg

Sodium 321 mg

Glucides totaux 34,6 g

Fibres 0,4 g

Sucre 2 g

Protéines 7 g

Soupe aux pois cassés aux champignons Shiitake

Temps de préparation: 10 minutes

Temps de cuisson: 6 heures

Durée totale: 6 heures 10 minutes

Portions: 12

ingrédients:

- 1 tasse de pois cassés secs et verts
- 2 tasses de céleri, haché
- 2 tasses de carottes tranchées
- 1 1/2 tasse de chou-fleur, haché
- 2 onces de champignons shiitake séchés, hachés
- 9 onces de cœurs d'artichauts congelés
- 11 tasses d'eau
- 1 cuillère à café de poudre d'ail
- 1 1/2 c. à thé de poudre d'oignon
- 1/2 c. à thé de poivre noir
- 1 cuillère à soupe de persil
- 1/2 c. à thé de gingembre
- 1/2 c. à thé de graines de moutarde moulues
- 1/2 cuillère à soupe de vinaigre de riz brun

Comment se préparer :

1. Ajouter tous les ingrédients à la mijoteuse.

2. Mettre sur le couvercle de la mijoteuse et le temps de cuisson: pendant 6 heures à feu doux.

3. Une fois terminé, garnir au goût.

4. Servir chaud.

Valeurs nutritionnelles :

Calories 361

Graisse totale 16,3 g

Gras saturés 4,9 g

Cholestérol 114 mg

Sodium 515 mg

Glucides totaux 29,3 g

Fibre 0,1 g

Sucre 18,2 g

Protéines 3,3 g

Soupe aux pois aux yeux noirs au pesto d'olive

Temps de préparation: 10 minutes

Temps de cuisson: 3 heures. 5 minutes

Durée totale: 3 heures. 15 minutes

Portions: 04

ingrédients:

Soupe:

- 1 poireau, coupé
- 1 cuillère à soupe d'huile d'olive
- 1 gousse d'ail, hachée
- 1 petite carotte, hachée
- 1 tige de thym frais, haché
- 1 (15 onces de pois noirs, égouttés et rincés
- 2 1/2 tasses de bouillon de légumes
- 1/2 c. à thé de sel
- 1/4 c. à thé de poivre noir

Pesto:

- 1 1/4 tasse d'olives vertes dénoyautées
- 1/4 tasse de feuilles de persil
- 1 gousse d'ail
- 1 cuillère à café de câpres, égouttées
- 1 cuillère à soupe d'huile d'olive

Comment se préparer :

1. Dans une mijoteuse, ajouter l'huile d'olive, la carotte, le poireau et l'ail.

2. Faire revenir pendant 5 minutes puis mélanger le reste des ingrédients de la soupe.

3. Mettre sur le couvercle de la mijoteuse et le temps de cuisson: pendant 3 heures à feu doux.

4. Pendant ce temps, mélanger les ingrédients du pesto dans un mélangeur jusqu'à consistance lisse.

5. Mélanger la soupe dans la mijoteuse à l'aide d'un mélangeur à main.

6. Garnir de pesto préparé.

7. Servir chaud.

Valeurs nutritionnelles :

Calories 72

Graisse totale 15,4 g

Gras saturés 4,2 g

Cholestérol 168 mg

Sodium 203 mg

Glucides totaux 28,5 g

Sucre 1,1 g

Fibre 4 g

Protéines 7,9 g

Vert chaud A La Champignons

Temps de préparation: 10 minutes

Temps de cuisson: 5 heures. 5 minutes

Durée totale: 5 heures. 15 minutes

Portions: 08

ingrédients:

- 1/4 tasse d'huile d'olive
- 10 onces de champignons bouton, nettoyés et tranchés
- 1 1/2 c. à thé de paprika fumé
- 1 pincée de poivre de Cayenne moulu
- 1 cuillère à café de sel
- 1 gros oignon, en dés
- 2 gousses d'ail, hachées finement
- 2 livres de pommes de terre russet, pelées et en dés
- 7 tasses de bouillon de légumes
- 8 onces de chou frisé, tranché
- 1/2 c. à thé de poivre noir

Comment se préparer :

1. Dans une casserole, chauffer l'huile de cuisson et faire revenir les champignons pendant 12 minutes.

2. Assaisonner les champignons de sel, de poivre de Cayenne et de paprika.

3. Ajouter l'huile d'olive et l'oignon dans une mijoteuse.

4. Faire sauter pendant 5 minutes puis mélanger dans le reste des ingrédients de la soupe.

5. Mettre sur le couvercle de la mijoteuse et le temps de cuisson: pendant 5 heures à feu doux.

6. Une fois terminée, réduire la soupe en purée avec un mélangeur à main.

7. Incorporer les champignons sautés.

8. servir.

Valeurs nutritionnelles :

Calories 231

Graisse totale 20,1 g

Gras saturés 2,4 g

Cholestérol 110 mg

Sodium 941 mg

Glucides totaux 20,1 g

Fibre 0,9 g

Sucre 1,4 g

Protéines 4,6 g

Soupe aux pois aux yeux noirs avec des légumes verts

Temps de préparation: 10 minutes

Temps de cuisson: 5 heures.

Durée totale: 5 heures. 10 minutes

Portions: 04

ingrédients:

- 1/2 tasse de petits pois aux yeux noirs
- 1/2 tasse de lentilles brunes
- 1 cuillère à café d'huile
- 1/2 cuillère à café de graines de cumin
- 1/2 tasse d'oignons, hachés
- 5 gousses d'ail, hachées
- Morceau de gingembre haché de 1 pouce
- 1 cuillère à café de coriandre moulue
- 1/2 c. à thé de cumin moulu
- 1/2 c. à thé de curcuma
- 1/4 c. à thé de poivre noir
- 1/2 cuillère à café de poudre de cayenne
- 2 tomates, hachées
- 1/2 cuillère à café de jus de citron
- 1 cuillère à café de sel
- 2 1/2 tasses d'eau

- 1/2 tasse d'épinards hachés
- 1/2 tasse de petits haricots verts hachés

Comment se préparer :

1. Ajouter l'huile d'olive et les graines de cumin dans une mijoteuse.
2. Faire revenir pendant 1 minute puis mélanger le reste des ingrédients.
3. Mettre sur le couvercle de la mijoteuse et le temps de cuisson: pendant 5 heures à feu doux.
4. Une fois fait, garnir comme désiré
5. Servir chaud.

Valeurs nutritionnelles :

Calories 197

Graisse totale 4 g

Gras saturés 0,5 g

Cholestérol 135 mg

Sodium 790 mg

Glucides totaux 31 g

Fibre 12,2 g

Sucre 2,5 g

Protéines 11 g

Soupe aux épinards au basilic

Temps de préparation: 10 minutes

Temps de cuisson: 5h. 5 minutes

Durée totale: 5 heures. 15 minutes

Portions: 06

ingrédients:

- 8 onces de pommes de terre, en dés
- 1 oignon moyen, haché
- 1 grosse gousse d'ail, hachée
- 1 cuillère à café de moutarde en poudre
- 3 tasses d'eau
- 1/4 c. à thé de sel
- Poivre de Cayenne moulu
- 1/2 tasse d'aneth frais emballé
- 10 onces d'épinards congelés

Comment se préparer :

1. Dans une mijoteuse, ajouter l'huile d'olive et l'oignon.
2. Faire sauter pendant 5 minutes puis mélanger dans le reste des ingrédients de la soupe.
3. Mettre sur le couvercle de la mijoteuse et le temps de cuisson: pendant 5 heures à feu doux.
4. Une fois terminée, réduire la soupe en purée avec un

mélangeur à main.

5. Servir chaud.

Valeurs nutritionnelles :

Calories 162

Graisse totale 4 g

Gras saturés 1,9 g

Cholestérol 25 mg

Sodium 101 mg

Glucides totaux 17,8 g

Sucre 2,1 g

Fibre 6 g

Protéines 4 g

Soupe de salsa de lentilles rouges

Temps de préparation: 10 minutes

Temps de cuisson: 17 minutes

Durée totale: 27 minutes

Portions: 06

ingrédients:

- 1 1/4 tasse de lentilles rouges, rincées
- 4 tasses d'eau
- 1/2 tasse de poivron rouge en dés
- 1 1/4 tasse de salsa rouge
- 1 cuillère à soupe de chili en poudre
- 1 cuillère à soupe d'origan séché
- 1 cuillère à café de paprika fumé
- 1/4 c. à thé de poivre noir
- 3/4 tasse de maïs sucré congelé
- Sel au goût
- 2 cuillères à soupe de jus de lime

Comment se préparer :

1. Dans une casserole, ajouter tous les ingrédients sauf le maïs.

2. Mettre sur le couvercle de la casserole et le temps de cuisson : pendant 15 minutes à ébullition.

3. Incorporer le maïs et le temps de cuisson : encore 2

minutes.

4. servir.

Valeurs nutritionnelles :

Calories 119

Graisse totale 14 g

Gras saturés 2 g

Cholestérol 65 mg

Sodium 269 mg

Glucides totaux 19 g

Fibre 4 g

Sucre 6 g

Protéines 5g

Soupe de légumes veloutée

Temps de préparation: 10 minutes

Temps de cuisson: 2h00 2 minutes

Durée totale: 2 heures. 12 minutes

Portions: 4

ingrédients:

- 1/2 oignon doux, haché
- 4 gousses d'ail, hachées
- 1 petite tête de brocoli, hachée
- 2 tiges de céleri, hachées
- 1 tasse de pois verts
- 3 oignons verts, hachés
- 23/4 tasses de bouillon de légumes
- 4 tasses de légumes verts feuillus
- 1 (15 oncecan de haricots cannellini
- Jus de 1 citron
- 2 cuillères à soupe d'aneth frais, haché
- 5 feuilles de menthe fraîche
- 1 cuillère à café de sel
- 1/2 tasse de lait de coco
- Herbes fraîches et petits pois, pour garnir

Comment se préparer :

1. Dans une mijoteuse, ajouter l'huile d'olive et l'oignon.

2. Faire revenir pendant 2 minutes puis mélanger le reste des ingrédients de la soupe.

3. Mettre sur le couvercle de la mijoteuse et le temps de cuisson: pendant 2 heures à feu doux.

4. Une fois terminée, mélanger la soupe avec un mélangeur à main.

5. Garnir d'herbes fraîches et de petits pois.

6. Servir chaud.

Valeurs nutritionnelles :

Calories 205

Graisse totale 22,7 g

Gras saturés 6,1 g

Cholestérol 4 mg

Sodium 227 mg

Glucides totaux 26,1 g

Fibre 1,4 g

Sucre 0,9 g

Protéines 5,2 g

Soupe de patate douce et d'arachide

Temps de préparation: 10 minutes

Temps de cuisson: 4 heures. 5 minutes

Durée totale: 4 heures. 15 minutes

Portions: 06

ingrédients:

- 1 cuillère à soupe d'eau
- 6 tasses de patates douces, pelées et hachées
- 2 tasses d'oignons, hachés
- 1 tasse de céleri, haché
- 4 grosses gousses d'ail, hachées
- 1 cuillère à café de sel
- 2 cuillères à café de graines de cumin
- 3 1/2 c. à thé de coriandre moulue
- 1 cuillère à café de paprika
- 1/2 c. à thé de flocons de poivron rouge concassés
- 2 tasses de bouillon de légumes
- 3 tasses d'eau
- 4 cuillères à soupe de gingembre frais, râpé
- 2 cuillères à soupe de beurre d'arachide naturel
- 2 tasses de pois chiches cuits
- 4 cuillères à soupe de jus de lime

- Coriandre fraîche, hachée
- Arachides hachées, pour garnir

Comment se préparer :

1. Dans une mijoteuse, ajouter l'huile d'olive et l'oignon.

2. Faire sauter pendant 5 minutes puis mélanger le reste des ingrédients de la soupe, sauf les pois chiches.

3. Mettre sur le couvercle de la mijoteuse et le temps de cuisson : pendant 4 heures à feu doux.

4. Une fois terminée, mélanger la soupe avec un mélangeur à main.

5. Incorporer les pois chiches et garnir de coriandre et d'arachides.

6. Servir chaud.

Valeurs nutritionnelles :

Calories 201

Graisse totale 8,9 g

Gras saturés 4,5 g

Cholestérol 57 mg

Sodium 340 mg

Glucides totaux 24,7 g

Fibre 1,2 g

Sucre 1,3 g

Protéines 15,3 g

Ingrédient Carotte et soupe aux lentilles rouges

Temps de préparation: 40 minutes

Portions: 3

ingrédients

- Lentilles rouges fendue : 1 tasse

- Carottes: 1 tasse râpée

- Eau: 6 tasses

- Oignon: 1 gros haché grossièrement

- Sel de mer fin : selon vos goûts

Itinéraire:

1. Prendre une grande casserole et ajouter de l'eau et porter à ébullition

2. Ajouter les oignons hachés, les carottes, les lentilles et le sel et porter à ébullition

3. Baisser le feu à moyen et le temps de cuisson: pendant 20 minutes avec couvercle partiel

4. Ajouter le mélangeur au mélangeur à grande vitesse pour faire une purée

5. Fouetter dans l'eau si désiré

6. Ajouter à nouveau à la poêle et chauffer lentement à feu doux pendant 10-15 minutes

7. Ajouter des herbes ou des épices entre les deux pour augmenter le goût

nutrition:

Glucides: 15.3 g

Protéines: 6.2 g

Graisses: 0.3 g

Calories: 90 Kcal

Ingrédient Soupe Enchilada

Temps de préparation: 25 minutes

Portions: 3

ingrédients

- Tomates: 1 tasse écrasée
- Sauce enchilada rouge végétalienne : 1,5 tasse
- Haricots noirs : 2 tasses peuvent être rincées et égouttées

Itinéraire:

1. Prendre une casserole de taille moyenne et ajouter les tomates concassées et la sauce enchilada
2. Chauffer à feu moyen pour l'épaissir de 6 à 8 minutes
3. Ajouter les haricots dans la poêle et baisser le feu au minimum
4. Temps de cuisson: pendant 8-10 minutes
5. Servir avec toutes les garnitures si vous le souhaitez

nutrition:

Glucides: 27,4 g

Protéines: 11g

Graisses: 1 g

Calories: 166.4 Kcal

Soupe aux lentilles ingrédients

Temps de préparation: 50 minutes

Portions: 2

ingrédients

- Lentilles brunes : 1 1/4 tasse
- Feuilles fraîches de romarin : 2 1/2 c. à soupe hachées finement
- Oignon: 1 gros haché
- Sel de mer : selon vos goûts
- Poivre noir : 1/4 c. à thé
- Eau: 6 tasses

Itinéraire:

1. Prendre une grande casserole et ajouter 1/3 tasse d'eau et porter à ébullition
2. Ajouter les oignons hachés et baisser le feu à moyen

3. Remuer à intervalles pendant 10 minutes jusqu'à ce que l'oignon change de couleur

4. Ajouter le sel, le poivre et le romarin et continuer à remuer pendant quelques minutes

5. Ajouter les lentilles et le reste de l'eau dans la poêle et couvrir et cuire le temps : pendant 20 minutes

6. Baisser le feu et continuer à mijoter pendant 15 minutes de plus

7. Remuer et casser quelques lentilles dans les dernières minutes

8. Mélanger la soupe si vous aimez une texture crémeuse

9. Ajouter plus de sel et de poivre si nécessaire et servir

nutrition:

Glucides: 20 g

Protéines: 8.5 g

Graisses: 0.4 g

Calories: 150 Kcal

SAUCES ET CONDIMENTS

Sauce bolognaise

Temps de préparation: 10 minutes

Temps de cuisson: 45 minutes

Portions: 8

ingrédients:

- 1/2 de petit poivron vert, haché
- 1 tige de céleri, hachée
- 1 petite carotte, hachée
- 1 oignon blanc moyen, pelé, haché
- 2 cuillères à café d'ail haché
- 1/2 c. à thé de flocons de poivron rouge concassés
- 3 cuillères à soupe d'huile d'olive
- Tempeh de 8 onces, émietté
- 8 onces de champignons blancs, hachés
- 1/2 tasse de lentilles rouges séchées
- Tomates concassées de 28 onces
- 28 onces de tomates entières, hachées
- 1 cuillère à café d'origan séché
- 1/2 c. à thé de graines de fenouil
- 1/2 c. à thé de poivre noir moulu

- 1/2 c. à thé de sel

- 1 cuillère à café de basilic séché

- 1/4 tasse de persil haché

- 1 feuille de laurier

- Pâte de tomate de 6 onces

- 1 tasse de vin rouge sec

Itinéraire:

1. Prendre un four hollandais, le placer à feu moyen, ajouter l'huile et, lorsqu'il est chaud, ajouter les six premiers ingrédients, remuer et cuire le temps : pendant 5 minutes jusqu'à ce qu'ils soient sautés.

2. Ensuite, passer du feu à un niveau moyen-élevé, ajouter deux ingrédients après l'huile d'olive, remuer et cuire le temps: pendant 3 minutes.

3. Passer du feu à un niveau moyen-doux, incorporer la pâte de tomate et poursuivre la cuisson pendant 2 minutes.

4. Ajouter le reste des ingrédients sauf les lentilles, remuer et porter le mélange à ébullition.

5. Passer au feu doux, laisser mijoter la sauce pendant 10 minutes, couvrir partiellement la poêle, puis ajouter les lentilles et poursuivre la cuisson pendant 20 minutes jusqu'à tendreté.

6. Servir la sauce avec des pâtes cuites.

Valeur nutritive :

Calories: 208.8 Cal

Matières grasses: 12 g

Glucides: 17,8 g

Protéines: 10.6 g

Fibre: 3.8 g

<u>Pesto de jardin</u>

Temps de préparation: 5 minutes

Temps de cuisson: 0 minute

Portions: 10

ingrédients:

- 1/4 tasse de pistaches décortiquées
- 3/4 tasse de feuilles de persil
- 1 tasse de feuilles de coriandre
- 1/2 c. à thé d'ail haché
- 1/4 tasse de feuilles de menthe
- 1 tasse de feuilles de basilic
- 1/4 c. à thé de poivre noir moulu
- 1/3 c. à thé de sel
- 1/2 tasse d'huile d'olive
- 1 1/2 c. à thé de miso

- 2 cuillères à café de jus de citron

Itinéraire:

1. Placer tous les ingrédients dans l'ordre dans un robot culinaire ou un mélangeur, puis pulser de 3 à 5 minutes à grande vitesse jusqu'à consistance lisse.

2. Faire pencher le pesto dans un bol, puis servir.

Valeur nutritive :

Calories: 111.5 Cal

Matières grasses : 11,5 g

Glucides: 2.8 g

Protéines: 1.2 g

Fibre: 1.4 g

Sauce crémeuse au fromage

Temps de préparation: 6 MinutesServings: 2 tasses

ingrédients:

- 1 tasse de noix de cajou, trempées
- 1/2teaspoon de bouillon de légumes en poudre
- 1teaspoon moutarde de Dijon
- Paprika 1/2teaspoon
- 1/2teaspoon poudre d'ail
- 2tablespoons jus de citron frais
- 1/2teaspoon sel
- 1/2 tasse de levure nutritionnelle
- 1 tasse de lait d'amande
- 1/2teaspoon poudre d'oignon

Itinéraire:

1. Ajouter les noix de cajou dans un mélangeur.
2. Ajouter la moutarde, le jus de citron, la levure, l'oignon, le sel, l'ail, le paprika, la poudre de bouillon et mélanger dans une pâte lisse.
3. Servir avec du curry.

Coriandre et sauce piquante au persil

Temps de préparation: 5 minutes

Temps de cuisson: 0 minute

Portions: 4

ingrédients:

- 2 tasses de feuilles de persil et de coriandre avec tiges
- 4 piments d'oiseau thaïlandais, destemmed, deseeded, déchiré
- 2 cuillères à café d'ail haché
- 1 cuillère à café de sel
- 1/4 c. à thé de graines de coriandre, moulues
- 1/4 c. à thé de poivre noir moulu
- 1/2 cuillère à café de graines de cumin, moulues
- 3 gousses de cardamome verte, grillées, moulues
- 1/2 tasse d'huile d'olive

Itinéraire:

1. Prendre un mélangeur d'épices ou un robot culinaire, y placer tous les ingrédients et traiter pendant 5 minutes jusqu'à ce que la pâte lisse se réunisse.
2. Servir tout de suite.

Valeur nutritive :

Calories: 130 Cal

Matières grasses: 14 g

Glucides: 2 g

Protéines: 1 g

Fibre: 1 g

Sauce aux carottes de pommes de terre

Temps de préparation: 20 MinutesServings: 2 tasses de sauce
ingrédients:

- 1 pomme de terre, pelée et hachée
- 1/2 lb (environ 4 carroquets, hachés
- 2 tasses d'eau
- 1 c. à thé de poudre d'ail
- 1 c. à thé de poudre d'oignon
- 1 c. à thé de sel
- 1/2 c. à thé de curcuma
- 2 c. à soupe de levure nutritionnelle
- 2 c. à thé de sauce soja

Itinéraire:

1. Ajouter la pomme de terre et la carotte à la casserole instantanée avec l'eau.

2. Couvrir la casserole avec le couvercle. Réglez la poignée de dégagement de vapeur à l'étanchéité et allumez le bouton manuel pendant 7 minutes à haute pression.

3. Lorsque la minuterie bip, laissez-la libérer naturellement de la vapeur pendant 5 minutes, puis changez la poignée de la tige en « ventilation » pour libérer toute vapeur restante.

4. Ajouter le reste des ingrédients dans le pot instantané®
   à l'aide d'un mélangeur d'immersion, faire de la sauce
   directement dans le pot instantané.

5. Pour rendre la sauce plus mince il suffit d'ajouter un
   peu plus d'eau.

Sauce aux champignons

Temps de préparation: 20 MinutesServings: 10

ingrédients:

- 2 tasses de champignons frais tranchés
- 1 1/2 tasse plus 2 cuillères à soupe de bouillon de
  légumes ou de champignons
- 2 cuillères à soupe de vin rouge ou blanc sec
- 1/4 tasse d'oignon jaune haché
- 1/2 c. à thé de thym séché moulu
- 1/4 c. à thé de sauge moulue
- Sel et poivre noir fraîchement moulu
- 1/2 à 1 cuillère à café de sauce végétalienne plus brune

Itinéraire:

1. Mélanger l'oignon et 2 cuillères à soupe de bouillon
   dans la casserole instantanée ouverte à feu doux et
   laisser mijoter jusqu'à ce que l'oignon ramollisse.

2. Ajouter les champignons et ramollir davantage avant
   d'ajouter la sauce, le thym et le vin.

3. Ajouter la moitié du bouillon et faire bouillir.

4. Réduire le feu et laisser mijoter 5 minutes.

5. Ajouter le reste du bouillon, puis mettre dans un mélangeur et faire lisse.

6. Remettre dans la casserole instantanée, le sel et le poivre, puis sceller et cuire le temps: sur ragoût pendant 10 minutes.

7. Dépressuriser naturellement et servir chaud.

Barbecue Sauce

Temps de préparation: 5 minutes

Temps de cuisson: 0 minute

Portions: 16

ingrédients:

- 8 onces de sauce tomate
- 1 cuillère à café de poudre d'ail
- 1/4 c. à thé de poivre noir moulu
- 1/2 c. à thé. sel de mer
- 2 cuillères à soupe de moutarde de Dijon
- 3 paquets de stévia
- 1 cuillère à café de mélasse
- 1 cuillère à soupe de vinaigre de cidre de pomme
- 2 cuillères à soupe tamari

- 1 cuillère à café d'acides aminés liquides

Itinéraire:

1. Prendre un bol moyen, y placer tous les ingrédients et remuer jusqu'à ce qu'ils soient mélangés.

2. Servir tout de suite

Valeur nutritive :

Calories: 29 Cal

Matières grasses : 0,1 g

Glucides: 7 g

Protéines: 0.1 g

Fibre: 0.1 g

Alfredo Sauce

Temps de préparation: 5 minutes

Temps de cuisson: 0 minute

Portions: 4

ingrédients:

- 1 tasse de noix de cajou, non salées, trempées dans l'eau chaude pendant 15 minutes
- 1 cuillère à café d'ail haché
- 1/4 c. à thé de poivre noir moulu
- 1/3 c. à thé de sel
- 1/4 tasse de levure nutritionnelle
- 2 cuillères à soupe de tamari
- 2 cuillères à soupe d'huile d'olive
- 4 cuillères à soupe d'eau

Itinéraire:

1. Égoutter les noix de cajou, les transférer dans un robot culinaire, y ajouter le reste des ingrédients et pulser pendant 3 minutes jusqu'à ce que la sauce épaisse se réunisse.
2. Servir tout de suite.

Valeur nutritive :

Calories: 105.7 Cal

Matières grasses : 5,3 g

Glucides: 11 g

Protéines: 4.7 g

Fibre: 2 g

Pot instantané Sauce Sriracha

Temps de préparation: 30 MinutesServings: 2 tasses de Sriracha

ingrédients:

- 1 lb de piments rouges (jalapeno, Fresno, etc.
- 6 gousses d'ail, pelées
- 1/2 tasse de vinaigre distillé
- 3 c. à soupe de cassonade
- 1/3 tasse d'eau
- 1 c. à soupe de sel

Itinéraire:

1. Hacher les piments et les mettre dans un mélangeur.
2. Ajouter le reste des ingrédients dans le mélangeur et mélanger à haute teneur en eau jusqu'à consistance lisse.
3. Verser ce mélange dans la casserole instantanée. Allumez le bouton sauté. Réglez ensuite le bouton « Ajuster » deux fois pour changer le réglage de la chaleur en « Moins ».
4. Laisser sauter le mélange pendant environ 15 minutes

en remuant de temps en temps. Après 15 minutes, laisser refroidir la sauce pendant environ 15 minutes.

5. Conserver le sriracha dans des contenants en verre et le conserver au réfrigérateur pendant 2 semaines.

Houmous sain d'un pot

Temps de préparation: 1 HR 15 MinutesServings: 2

ingrédients:

- 1 tasse de haricots garbanzo secs
- 2 tasses d'eau
- 1/2 c. à thé de sel
- 1 c. à thé de cumin
- 2 gousses d'ail
- Jus de 1/2 citron

Itinéraire:

1. Rincer et égoutter les haricots garbanzo. Ajouter les haricots et l'eau à la casserole instantanée et au temps de cuisson : pendant 1 heure sur réglage manuel, haute pression. Réglez la poignée de dégagement de vapeur en « scellant ».

2. Lorsque la mise à l'heure bip, à l'aide de directions de libération rapide, relâchez immédiatement la vapeur.

3. Placer les haricots garbanzo avec le reste des

ingrédients dans un mélangeur. Utilisez l'eau réservée après la cuisson des haricots.

4. Mélanger le mélange à haute hauteur jusqu'à consistance crémeuse et servir.

Collations

Hummus courgettes

Temps de préparation: 5 minutes

Temps de cuisson: 0 minute

Portions: 8

ingrédients:

- 1 tasse de courgettes coupées en dés
- 1/2 c. à thé de sel de mer
- 1 cuillère à café d'ail haché
- 2 cuillères à café de cumin moulu
- 3 cuillères à soupe de jus de citron
- 1/3 tasse de tahini

Itinéraire:

1. Placer tous les ingrédients dans un robot culinaire et pulser pendant 2 minutes jusqu'à consistance lisse.

2. Verser le houmous dans un bol, arroser d'huile et servir.

nutrition:

Calories: 65 Calories

Matières grasses: 5 g

Glucides: 3 g

Protéines: 2 g

Fibre: 1 g

Beignets de carottes et de patates douces

Temps de préparation: 10 minutes

Temps de cuisson: 8 minutes

Portions: 10

ingrédients:

- 1/3 tasse de farine de quinoa
- 1 1/2 tasse de patate douce râpée
- 1 tasse de carotte râpée
- 1/3 c. à thé de poivre noir moulu
- 2/3 c. à thé de sel
- 2 cuillères à café de curry en poudre
- 2 oeufs de lin
- 2 cuillères à soupe d'huile de coco

Itinéraire:

1. Placer tous les ingrédients dans un bol, sauf l'huile, bien mélanger jusqu'à ce qu'ils soient mélangés, puis façonner le mélange en dix petites galettes

2. Prendre une grande casserole, la placer à feu moyen-vif, ajouter l'huile et quand elle fond, y ajouter les galettes et le temps de cuisson : pendant 3 minutes de chaque côté jusqu'à ce qu'elles soient dorées.

3. Servir tout de suite

nutrition:

Calories: 70 Cal

Matières grasses: 3 g

Glucides: 8 g

Protéines: 1 g

Fibre: 1 g

Croustilles de tortilla chipotle et lime

Temps de préparation: 10 minutes

Temps de cuisson: 15 minutes

Portions: 4

ingrédients:

- 12 onces de tortillas de blé entier
- 4 cuillères à soupe d'assaisonnement chipotle
- 1 cuillère à soupe d'huile d'olive
- 4 limes, jus

Itinéraire:

1. Fouetter ensemble l'huile et le jus de lime, bien badigeonner les tortillas, puis saupoudrer d'assaisonnement chipotle et cuire au four pendant 15 minutes à 350 degrés F jusqu'à ce qu'ils soient croustillants, en tournant à mi-cuisson.

2. Une fois cuite, laisser refroidir la tortilla pendant 10 minutes, puis la casser en croustilles et servir.

nutrition:

Calories: 150 Cal

Matières grasses: 7 g

Glucides: 18 g

Protéines: 2 g

Fibre: 2 g

Toast à l'avocat et aux germes

Temps de préparation: 5 minutes

Temps de cuisson: 0 minute

Portions: 4

ingrédients:

- 1/2 d'avocat moyen, tranché
- 1 tranche de pain de grains entiers, grillée
- 2 cuillères à soupe de germes
- 2 cuillères à soupe de houmous
- 1/4 c. à thé de zeste de citron
- 1/2 c. à thé de graines de chanvre
- 1/4 c. à thé de flocons de poivron rouge

Itinéraire:

1. Étendre le houmous d'un côté du pain grillé, puis garnir de tranches d'avocat et de germes.
2. Saupoudrer de zeste de citron, de graines de chanvre et de flocons de poivron rouge, puis servir tout de suite.

nutrition:

Calories: 200 Cal

Matières grasses: 10.5 g

Glucides: 22 g

Protéines: 7 g

Fibre: 7 g

Toast aux tomates et pesto

Temps de préparation: 5 minutes

Temps de cuisson: 0 minute

Portions: 4

ingrédients:

- 1 petite tomate, tranchée
- 1/4 c. à thé de poivre noir moulu
- 1 cuillère à soupe de pesto végétalien
- 2 cuillères à soupe de houmous
- 1 tranche de pain de grains entiers, grillée
- Graines de chanvre au besoin pour la garniture

Itinéraire:

1. Étendre le houmous d'un côté du pain grillé, garnir de tranches de tomate, puis arroser de pesto.
2. Saupoudrer le poivre noir sur le pain grillé avec les graines de chanvre, puis servir tout de suite.

nutrition:

Calories: 214 Cal

Matières grasses : 7,2 g

Glucides: 32 g

Protéines: 6.5 g

Fibre: 3 g

DESSERT ET BOISSONS

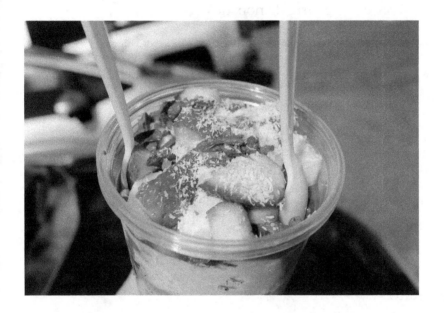

Pudding au café

Temps de préparation: 10 minutes

Temps de cuisson: 10 minutes

Portions: 4

ingrédients:

- 4 onces de beurre de noix de coco
- 4 onces de chocolat végétalien noir, haché
- Jus de 1/2 orange
- 1 cuillère à café de levure chimique
- 2 onces de farine de blé entier
- 1/2 cuillère à café de café instantané
- 2 cuillères à soupe de farine de lin combinées avec 2 cuillères à soupe d'eau
- 2 onces de sucre de coco

Itinéraire:

1. Chauffer une poêle avec le beurre de noix de coco à feu moyen, ajouter le chocolat et le jus d'orange, bien mélanger et enlever le feu.

2. Dans un bol, mélanger le sucre avec le café instantané et le farine de lin, battre à l'aide de votre mélangeur, ajouter le mélange de chocolat, la farine, le sel et la poudre à pâte et bien mélanger.

3. Versez-le dans une poêle graissée, introduire dans

votre friteuse à air, temps de cuisson: à 360 degrés F pendant 10 minutes, diviser entre les assiettes et servir.

4. jouir!

Nutrition: calories 189, lipides 6, fibres 4, glucides 14, protéines 3

Bananes simples et sucrées

Temps de préparation: 10 minutes

Temps de cuisson: 15 minutes

Portions: 4

ingrédients:

- 3 cuillères à soupe de beurre de noix de coco
- 2 cuillères à soupe de farine de lin combinées avec 2 cuillères à soupe d'eau
- 8 bananes, pelées et coupées en deux
- 1/2 tasse de farine de maïs
- 3 cuillères à soupe de cannelle en poudre
- 1 tasse de chapelure végétalienne

Itinéraire:

1. Chauffer une poêle avec le beurre à feu moyen-vif, ajouter la chapelure, remuer et cuire le temps : pendant 4 minutes, puis transférer dans un bol.

2. Rouler chaque banane dans la farine, le farine de lin et le mélange de chapelure.

3. Disposer les bananes dans le panier de votre friteuse à air, saupoudrer de sucre cannelle et le temps de cuisson: à 280 degrés F pendant 10 minutes.

4. Transférer dans les assiettes et servir.

5. jouir!

Nutrition: calories 214, lipides 1, fibres 4, glucides 12, protéines 4

Barres de noix de coco et de graines

Temps de préparation: 10 minutes

Temps de cuisson: 35 minutes

Portions: 4

ingrédients:

- 1 tasse de noix de coco, râpée
- 1/2 tasse d'amandes
- 1/2 tasse de pacanes, hachées
- 2 cuillères à soupe de sucre de coco
- 1/2 tasse de graines de citrouille
- 1/2 tasse de graines de tournesol
- 2 cuillères à soupe d'huile de tournesol
- 1 cuillère à café de muscade, moulue
- 1 cuillère à café d'épices à tarte à la citrouille

Itinéraire:

1. Dans un bol, mélanger les amandes et les pacanes avec les graines de citrouille, les graines de tournesol, la noix de coco, la muscade et les épices à tarte et bien mélanger.

2. Chauffer une poêle avec l'huile à feu moyen, ajouter le sucre, bien mélanger, verser sur les noix et mélanger la noix de coco et bien mélanger.

3. Étalez-le sur une plaque à pâtisserie doublée qui s'adapte à votre friteuse à air, introduisez dans votre friteuse à air et le temps de cuisson: à 300 degrés F et cuire au four pendant 25 minutes.

4. Laisser le mélange de côté pour refroidir, couper et servir.

5. jouir!

Nutrition: calories 252, lipides 7, fibres 8, glucides 12, protéines 7

Gâteau aux myrtilles

Temps de préparation: 10 minutes

Temps de cuisson: 30 minutes

Portions: 6

ingrédients:

- 1/2 tasse de farine de blé entier
- 1/4 c. à thé de levure chimique

- 1/4 c. à thé de stévia
- 1/4 tasse de bleuets
- 1/3 tasse de lait d'amande
- 1 cuillère à café d'huile d'olive
- 1 cuillère à café de graines de lin, moulues
- 1/2 cuillère à café de zeste de citron, râpé
- 1/4 c. à thé d'extrait de vanille
- 1/4 c. à thé d'extrait de citron
- Antiadhésif

Itinéraire:

1. Dans un bol, mélanger la farine avec la poudre à pâte, la stévia, les bleuets, le lait, l'huile, les graines de lin, le zeste de citron, l'extrait de vanille et l'extrait de citron et bien fouetter.

2. Vaporiser un moule à gâteau d'un vaporisateur de cuisson, l'tapisser de papier parchemin, verser la pâte à gâteau, introduire dans la friteuse et le temps de cuisson: à 350 degrés F pendant 30 minutes.

3. Laisser refroidir le gâteau, trancher et servir.

4. jouir!

Nutrition: calories 210, lipides 4, fibres 4, glucides 10, protéines 4

Gâteau aux amandes et à la vanille

Temps de préparation: 10 minutes

Temps de cuisson: 30 minutes

Portions: 8

ingrédients:

- 1 et 1/2 tasse de stévia
- 1 tasse de farine
- 1/4 tasse de cacao en poudre+ 2 cuillères à soupe
- 1/2 tasse de lait d'amande au chocolat
- 2 cuillères à café de levure chimique
- 2 cuillères à soupe d'huile de canola
- 1 cuillère à café d'extrait de vanille
- 1 et 1/2 tasse d'eau chaude
- Antiadhésif

Itinéraire:

1. Dans un bol, mélanger la farine avec 2 cuillères à soupe de cacao, de poudre à pâte, de lait d'amande, d'huile et d'extrait de vanille, bien fouetter et étendre sur le fond d'un moule à gâteau graissé avec un vaporisateur de cuisson.

2. Dans un autre bol, mélanger la stévia avec le reste du cacao et l'eau, bien fouetter et étendre sur la pâte dans la poêle.

3. Introduire dans la friteuse et le temps de cuisson: à 350 degrés F pendant 30 minutes.

4. Laisser refroidir le gâteau, trancher et servir.

5. jouir!

Nutrition: calories 250, lipides 4, fibres 3, glucides 10, protéines 2

Toast aux pommes et au miel

Temps de préparation: 5 minutes

Temps de cuisson: 0 minute

Portions: 4

ingrédients:

- 1/2 d'une petite pomme, évidée, tranchée
- 1 tranche de pain de grains entiers, grillée
- 1 cuillère à soupe de miel
- 2 cuillères à soupe de houmous
- 1/8 c. à thé de cannelle

Itinéraire:

1. Étendre le houmous d'un côté du pain grillé, garnir de tranches de pomme, puis arroser de miel.
2. Saupoudrer de cannelle dessus, puis servir tout de suite.

nutrition:

Calories: 212 Cal

Matières grasses: 7 g

Glucides: 35 g

Protéines: 4 g

Fibre: 5.5 g

Biscuits au chocolat

Temps de préparation: 10 minutes

Temps de cuisson: 25 minutes

Portions: 12

ingrédients:

- 1 cuillère à café d'extrait de vanille
- 1/2 tasse de beurre de noix de coco fondu
- 1 cuillère à soupe de farine de lin combinée à 2 cuillères à soupe d'eau
- 4 cuillères à soupe de sucre de coco
- 2 tasses de farine
- 1/2 tasse de pépites de chocolat végétaliennes non sucrées

Itinéraire:

1. Dans un bol, mélanger le farine de lin avec l'extrait de vanille et le sucre et bien mélanger.
2. Ajouter le beurre fondu, la farine et la moitié des pépites de chocolat et mélanger le tout.
3. Transférez-le dans une poêle qui s'adapte à votre friteuse à air, étendre le reste des pépites de chocolat sur le dessus, introduire dans la friteuse à 330 degrés F et cuire au four pendant 25 minutes.
4. Trancher quand il fait froid et servir.

5. jouir!

Nutrition: calories 230, lipides 12, fibres 2, glucides 13, protéines 5

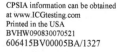
CPSIA information can be obtained
at www.ICGtesting.com
Printed in the USA
BVHW090830070521
606415BV00005BA/1327